I0407315

Alta pressione sanguigna:

40 super-food che naturalmente si abbassa la pressione sanguigna

Autore

Arnold Yates

Alta pressione sanguigna

Sommario

Introduzione

La pressione sanguigna si intende la forza esercitata sulle pareti delle arterie quando il cuore pompa il sangue. La grande quantità di forza sulle pareti delle arterie per un periodo prolungato di tempo si riferisce come la pressione alta.

Alta pressione sanguigna o ipertensione è uno dei più comuni problemi di salute associati con scelte di vita. Il problema è più comune in adulti più anziani rispetto nelle giovani generazioni.

Stime recenti da American Heart Association (AHA) indicano che 65 milioni di americani adulti che circa 1 in 3 persone a tradurre hanno la pressione alta. La condizione è più comune e più grave nelle popolazioni afro-americane, rispetto alla popolazione caucasica.

Alta pressione sanguigna

Alta pressione sanguigna è altrettanto diffusa in altre parti del mondo e si stima che uccide 1 miliardo di persone nel mondo. Con il moderno stile di vita scandito da mangiare povero e stili di vita sedentari, la prevalenza di ipertensione arteriosa è gradualmente aumentata.

La pressione sanguigna normale è denotata come 120/80 mmHg. Il numero più alto (120) si intende la pressione sanguigna sistolica quando con forza il cuore pompa il sangue attraverso le arterie. La cifra più bassa fornisce una lettura della pressione diastolica che è la pressione quando il cuore si riposa tra i battiti.

Se la lettura della pressione sanguigna è sempre leggermente superiore a 120/80 mmHg, la condizione si riferisce come prehypertension che mette le persone ad alto rischio di ottenere alta pressione sanguigna. Fasi devono essere prese per impedire lo sviluppo completamente soffiato da una condizione di alta pressione sanguigna.

Alta pressione sanguigna è diagnosticata da una lettura superiore a 140/90 mmHg ed è spesso indicata come il killer silenzioso e con buona ragione. Più spesso si passerà inosservato e non ha sintomi apertamente identificabili. Professionisti medici classificano ipertensione arteriosa in due fasi: fase I, alta pressione sanguigna da letture di 140-159/90-99 e pressione del sangue alta fase II da letture 160/100 o superiore. Alta pressione sanguigna è legata ad altre condizioni di salute gravi come ictus, malattia coronarica, insufficienza renale, infarto e altri problemi di salute e rischi.

È importante per le persone con pressione sanguigna alta a comprendere la condizione e i modi attraverso i quali possono gestire efficacemente la condizione e anche prevenire la condizione, se del caso. Le informazioni sono inoltre utili per gli operatori sanitari e persone che vivono con i pazienti di ipertensione arteriosa.

Capitolo uno:

Quali cause di ipertensione arteriosa

Le cause esatte di alta pressione sanguigna non sono ben note, ma una serie di fattori è stata identificata nello sviluppo della condizione.

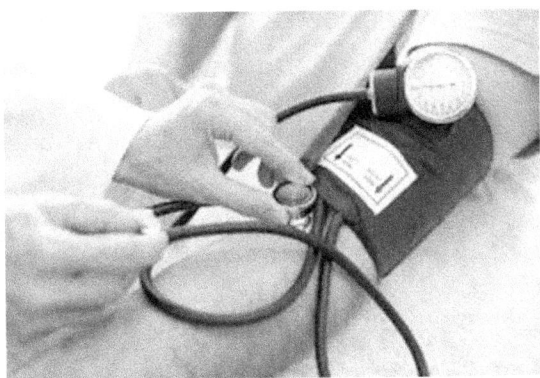

Fico: Prendere le letture di pressione sanguigna

Ci sono due tipi di ipertensione arteriosa a seconda della causa.

I. l'ipertensione primaria/Essential – la pressione alta che non ha una causa identificabile. Può tuttavia essere collegato a un numero di fattori di rischio e si svilupperà gradualmente nel corso degli anni.

II. secondario ipertensione – è l'alta pressione sanguigna causata da una salute sottostante. Ipertensione secondaria spesso appaiono improvvisamente ed è collegata a più alti valori di pressione sanguigna rispetto ad ipertensione essenziale. Le condizioni più comuni associate con ipertensione secondaria sono difetti congeniti dei vasi sanguigni, apnea ostruttiva del sonno, problemi di tiroide, problemi renali e problemi alla ghiandola surrenale.

Abbiamo un'occhiata le cause comuni di alta pressione sanguigna.

Alta pressione sanguigna

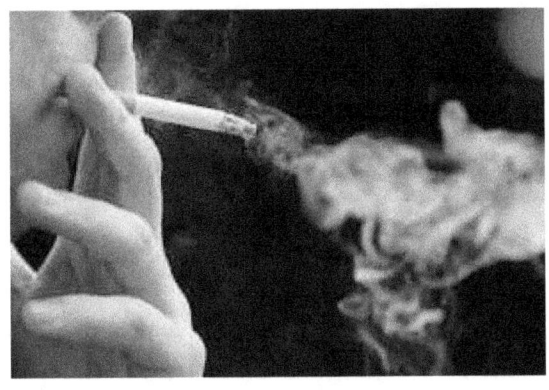

a) Fumo – l'uso di tabacco da fumare o masticare è noto per provocare un temporale aumento nei livelli di pressione sanguigna. Sopra il lungo termine nicotina al fianco di altri prodotti chimici nel settore del tabacco distruggerà pareti arteriose che rende le arterie per restringere. L'effetto risultante è che la pressione sanguigna tende ad aumentare. Effetti simili sono anche causati da fumo passivo.

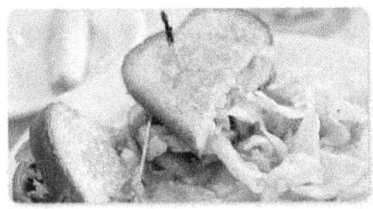

Una dieta ad alta contenuto di sodio e bassa Ti mette in valore nutritivo All'elevato rischio per HBP.

b) dieta – maggior parte dei ristoranti fast food, nonché di alimento cotto trasportare una duplice minaccia di causare obesità a causa di contenuto calorico elevato e la minaccia di trasportare troppo sale, dato che la maggior parte degli ingredienti sono prodotti alimentari trasformati. Questi due minacce hanno un profondo effetto sui livelli di pressione sanguigna.

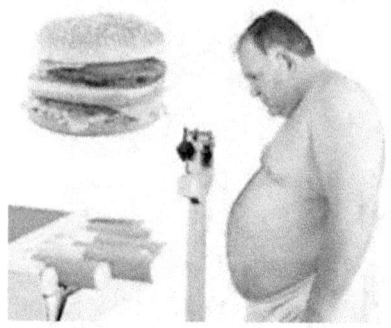

c) essere in sovrappeso o obesi aumenta il rischio di sviluppare ipertensione arteriosa. Un indice di massa corporea (BMI) fra 25 e 30 è considerato sovrappeso. Un indice di massa corporea superiore a 30 è considerato obeso. Circa due terzi di adulti degli Stati Uniti sono in sovrappeso o obesi. Circa un bambino su tre US 2 a 19 anni sono sovrappeso o obesi. L'eccesso di peso aumenta lo sforzo sul cuore, aumenta i livelli di colesterolo e trigliceridi nel sangue e abbassa i livelli di HDL (colesterolo buono). Può anche rendere più probabilità di sviluppare diabete. Perdendo poco, come 10 a 20 chili può aiutare ad abbassare la pressione sanguigna e il rischio di malattie cardiache. Per dimagrire in modo sano e con successo — e tenerlo spento — la maggior parte delle persone è necessario sottrarre circa 500 calorie al giorno dalla loro dieta per perdere circa 1 chilo a settimana.

d) la mancanza di attività fisica aumenta il rischio di obesità e ipertensione arteriosa. Le persone che non sono fisicamente attive tendono ad avere più alti tassi di cuore. Oggi, routine quotidiana sono caratterizzate da ore di seduta ad una scrivania con computer e navigando in internet, guardare spettacoli televisivi e utilizzare le innumerevoli dispositivi di risparmio di lavoro che in effetti significa che si può facilmente cadere in inattività. Ma la presa in carico della vostra forma fisica impegnandosi in esercizio può essere uno dei modi migliori per prevenire la pressione alta.

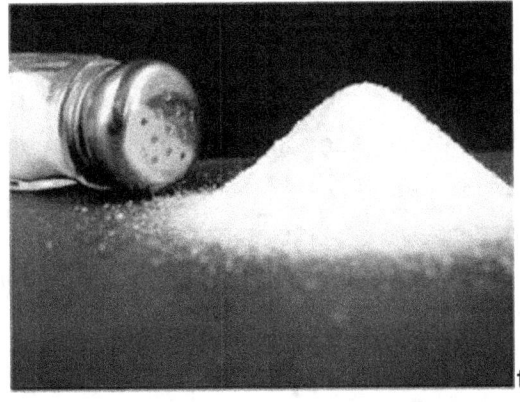

e) troppo sale è associato con l'alta incidenza di ipertensione essenziale. Sale rende il tuo corpo aspetta all'acqua. L'acqua in eccesso immagazzinato nel vostro corpo aumenta la pressione del sangue. Gente ipertesa sono sensibili alle elevate quantità di sale che aumenta la pressione sanguigna a causa della ritenzione di liquidi.

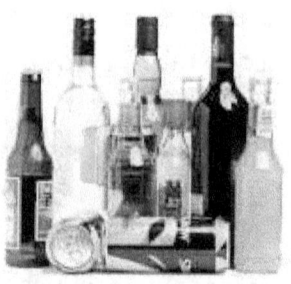

f) eccessivo consumo di alcol danneggia il cuore. Non dovrebbe essere più di due bevande al giorno per gli uomini e più di una bevanda un giorno per le donne. Bere smodatamente ripetute possono condurre agli aumenti a lungo termine nella pressione sanguigna. Alcol, inoltre, contiene un sacco di calorie e può contribuire all'aumento di peso indesiderato, un fattore di rischio per ipertensione arteriosa.

g) elevati livelli di stress portano ad aumento temporaneo della pressione sanguigna e possono esacerbare i problemi nelle persone che già hanno la pressione alta. In situazioni di stress, il corpo produce gli ormoni che aumentano temporaneamente la pressione sanguigna causando il tuo cuore a battere più velocemente e i vasi sanguigni per restringere.

h) il genere è un'altra causa di alta pressione sanguigna. Gli uomini più adulti rispetto alle donne che hanno la pressione alta. Tuttavia, le donne più giovani tra i 18 e i 59 anni sono più probabili rispetto agli uomini della stessa età di essere a conoscenza e cercare il trattamento per la pressione sanguigna. Più di 60 anni le donne hanno la stessa probabilità degli uomini di rendersene conto e cerca di trattamento per ipertensione arteriosa. L'unica differenza è che il controllo della pressione sanguigna è più basso nelle donne oltre 60 anni che è negli uomini dello stesso gruppo di età.

i) genetico fattori – fattori genetici probabilmente giocare qualche ruolo nella ipertensione arteriosa, malattie cardiache e altre condizioni correlate. Sono stati identificati numerosi geni che causano pressione sanguigna alta, specialmente quelli che alterano il sistema renina-angiotensina. Tuttavia, è anche probabile che persone con una storia familiare di ipertensione arteriosa condividono gli ambienti comuni e altri potenziali fattori che aumentano il loro rischio.

Il rischio per la pressione alta può aumentare ancora di più quando eredità combina con scelte di stile di vita malsano, come fumare sigarette e mangiare una dieta non sana.

j) familiarità per ipertensione arteriosa – sei più probabilità di ottenere alta pressione sanguigna, se altri membri della vostra famiglia hanno, o hanno avuto, alta pressione sanguigna.

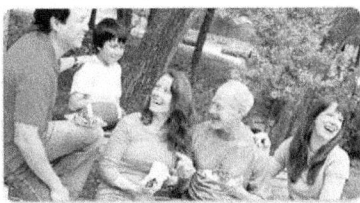

Colore degli occhi non è il vostro unico Tratto ereditario. Si può Condividono anche un rischio per HBP

Membri della famiglia hanno molto in comune. Essi condividono geni, comportamenti, stili di vita e ambienti che possono influire sulla loro salute e il loro rischio per ipertensione arteriosa. Alta pressione sanguigna può essere eseguito in una famiglia, e il rischio di alta pressione sanguigna può aumentare in base sulla vostra età e la razza o l'etnia.

k) menopausa – pressione sanguigna aumenta generalmente dopo la menopausa. L'inizio della menopausa è associato con i cambiamenti ormonali che tendono a causare o sono associati con pressione sanguigna alta. Cambiamenti ormonali legati alla menopausa nelle donne possono portare ad aumento di peso e rende la vostra pressione sanguigna più reattivi al sale nella vostra dieta. Inoltre, alcuni dei tipi comuni di terapia ormonale, utilizzato per la menopausa possono contribuire agli aumenti nei livelli di pressione sanguigna.

l) Mancanza di o troppo poca vitamina D nella vostra dieta può influenzare un enzima prodotto dai reni che regolano la pressione sanguigna che porta ad alta pressione sanguigna. Potassio non altera l'equilibrio dei liquidi nel corpo.

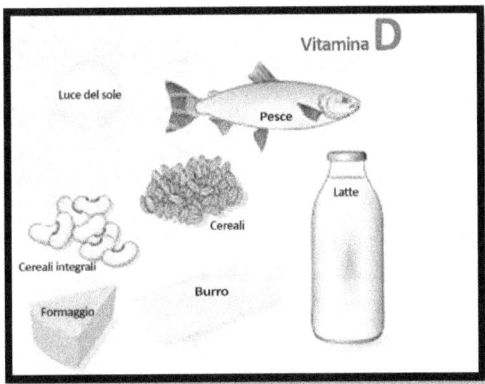

Fico: Fonte di vitamina D

L'assunzione insufficiente di potassio nella dieta può portare all'accumulo di troppo sodio nelle cellule che porta alla ritenzione di liquidi e causando ipertensione arteriosa. Troppo potassio possa essere dannoso soprattutto nelle persone con disturbi renali. Malattia renale cronica conduce alla pressione sanguigna elevata. Persone con malattie renali sono molto più propensi a sviluppare ipertensione arteriosa, malattie cardiache, o avere un ictus.

m) surrenale e disordini della tiroide sono riconosciuti come cause di ipertensione secondaria. Persone con ipotiroidismo hanno due volte il maggior rischio di sviluppare ipertensione rispetto alle persone normali. La scarsa quantità di ormone tiroideo può rallentamento del battito cardiaco che colpisce flessibilità parete pompaggio forza e dei vasi sanguigni. Entrambi porteranno a un aumento nei livelli di pressione sanguigna.

n) il apnea di sonno è una condizione di sonno associata con pressione sanguigna alta. Apnea del sonno è caratterizzata dalla cessazione della respirazione a causa di vie aeree di blocco.

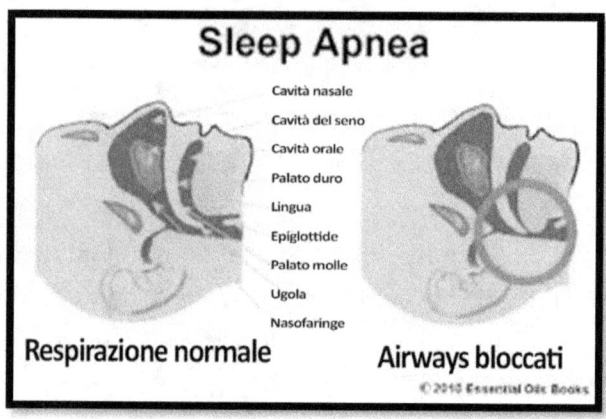

Fico: Apnea di sonno, una condizione di sonno provoca ipertensione arteriosa

Questi episodi di apnea producono aumento della pressione sistolica e diastolica che mantenere elevati livelli di pressione sanguigna media di notte. Ipertensione può anche essere causato da eccessiva attività del sistema nervoso simpatico e alterazioni nella funzione vascolare e struttura causata da infiammazione e stress ossidativo.

o) race – alta pressione sanguigna è più comune tra la popolazione nera spesso sviluppare precocemente rispetto a bianchi. Complicanze gravi, come ictus, attacco cardiaco e insufficienza renale sono inoltre più comuni in neri. Altre persone a maggior rischio di alta pressione sanguigna sono persone dall'Asia meridionale.

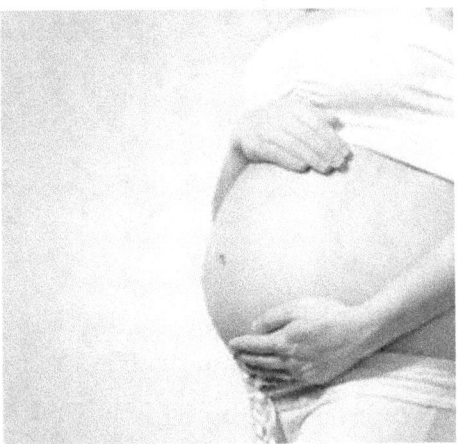

Fico: Gravidanza è legata alla pressione del sangue alta

p) donne incinte sono ad alto rischio di pressione alta causa di fattori quali l'inattività fisica, stile di vita povero scelte ad esempio fumo, età materna, che trasporta più di un bambino, essere in sovrappeso, primo tempo gravidanze e una storia precedente di alta pressione sanguigna.

q) le donne che prendono la pillola anticoncezionale sono ad alto rischio di alta pressione sanguigna. Pillola anticoncezionale e i dispositivi di controllo delle nascite ormonale contengono ormoni che possono aumentare la pressione sanguigna in modi diversi, come restringimento dei vasi sanguigni più piccoli. La maggior parte di tutte queste pillole, patch e gli anelli vaginali venire con l'avvertimento che la pressione alta può essere un effetto collaterale.

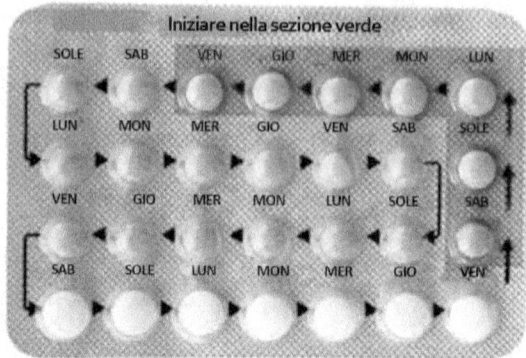

Fico: pillola anticoncezionale

È importante che le donne parlano ai loro medici di salute quando si decide di prendere contraccettivi ormonali e di ottenere controlli regolari a schermo per gravi problemi di salute.

r) età avanzata - il rischio di alta pressione sanguigna aumenta come persone invecchiano. Come gli anziani vivono più a lungo, possono soffrire da una o più malattie croniche. Abbiano anche un problema di salute che può portare a un'altra condizione o lesioni se non correttamente gestito.

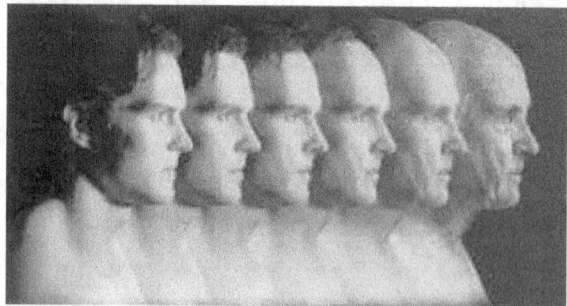

Da circa 45 anni di età, alta pressione sanguigna è più comune negli uomini, considerando che il rischio di ipertensione nelle donne tende ad aumentare dopo l'età di 65 anni. Il più alto rischio di alta pressione sanguigna è nelle persone anziane che soffrono di obesità, diabete e malattia renale cronica

s) farmaci – ci sono una serie di farmaci che causano un aumento nei livelli di pressione sanguigna. Alcune di queste droghe sono droghe come la cocaina e le anfetamine, la pillola contraccettiva orale combinata, farmaci steroidei, alcuni-the-counter tosse e rimedi freddi, non-steroidei (FANS) come ibuprofene e naprossene, rimedi di erbe che contengono liquirizia e gli antidepressivi selettivi della serotonina-noradrenalina reuptake inibitore (SSNRI) ad esempio venlafaxine.

Questi farmaci possono cambiare il modo che il vostro corpo controlla equilibri fluidi e sale, altri possono causare costrizione dei vasi sanguigni, o ancora altri possono influenzare il funzionamento del sistema renina-angiotensina-aldosterone che conduce ad alta pressione sanguigna.

Questi farmaci dovrebbero essere evitati o utilizzati sotto la direzione del medico in seguito a una revisione del vostro stato di salute.

Capitolo due:

Come prevenire la pressione alta

La prevenzione dell'ipertensione arteriosa inizia con un numero di attività o interventi che circondano le scelte di vita e mantenere il peso corporeo sano.

La combinazione delle seguenti operazioni vi metterà sulla strada per una buona salute che è libero di alta pressione sanguigna.

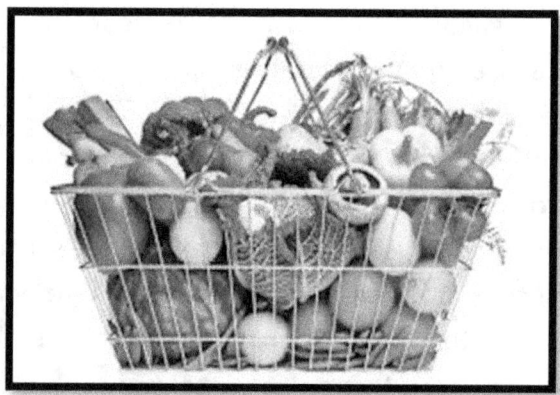

Fico: Scelte dietetiche salutari

Seguire una dieta sana che è caratterizzata da una dieta di verdure verdi, frutta fresca, cereali integrali, legumi, pesce ricco in grassi omega-3 e latticini a basso contenuto di grassi. Alimenti da evitare sono carni rosse, alimenti zuccherati e bevande e olio di cocco.

- Limitare l'assunzione di sale (sodio) a livello basso ma sano per mantenere il corpo in uno stato sano. Vuol dire che si sceglie e preparano gli alimenti che sono più bassi contenuto di sale o senza sale aggiunto. È inoltre possibile limitare l'uso della saliera a tavola.

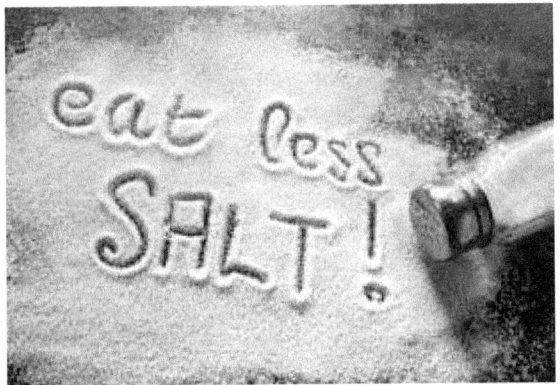

Fico: Mangiare minori quantità di sale impedirà la pressione arteriosa alta

Nel complesso, il consumo di sodio non deve superare 2300 mg al giorno.

Gli approcci dietetici per fermare i piani di ipertensione (un poco) sono progettati per i pazienti di ipertensione arteriosa. Il DASH mangiare piano sottolinea che le persone consumano cereali integrali, frutta e verdura che sono bassi contenuto di colesterolo, grassi e sale. Sottolinea inoltre l'importanza di uno stile di vita attivo.

- Gestione stress però rilassante e la capacità di affrontare i problemi di creazione garantirà salute sia fisica che emotiva.

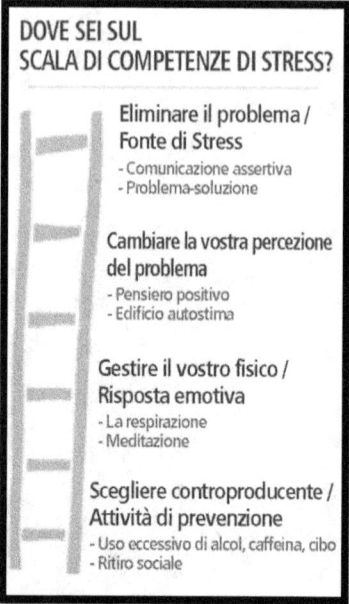

Fico: Modi di affrontare lo stress

Metodi per ridurre lo stress possono includere l'attività fisica, rilassarsi, ascoltare musica, praticare yoga e meditazione.

- Essere e rimanere fisicamente attivi riduce il rischio di pressione alta e altri problemi di salute.

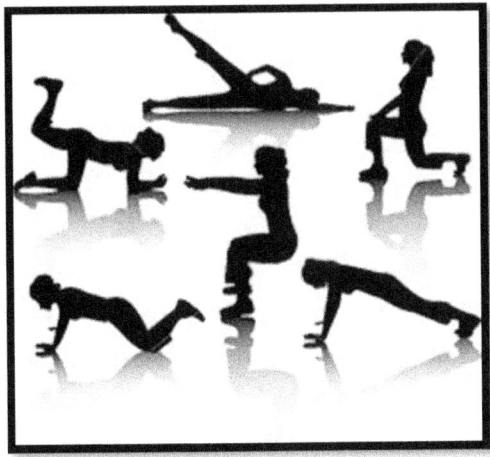

Fico: L'attività fisica aiuta a mantenere la salute del cuore

Consultare il medico se è sicuro per voi di impegnarsi in diversi tipi di attività fisiche. La soglia è per persone di partecipare a esercizi aerobici di moderata intensità per almeno 2 ore e 30 minuti ogni settimana, o vigorosa intensità esercizi aerobici per almeno 1 ora e 15 minuti a settimana.

- Mantenimento peso corporeo sano è importante per il controllo della pressione alta e per la riduzione del rischio di malattia cardiaca.

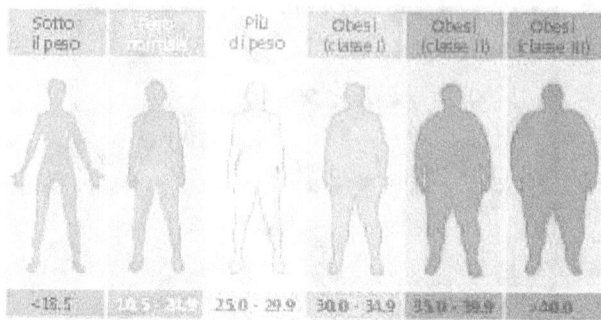

Fico: Mantenere un BMI sano manterrà alta pressione sanguigna alla baia

Le persone che sono in sovrappeso o obesi dovrebbero cercare di perdere peso per migliorare su fattori importanti, quali valori di pressione sanguigna, per abbassare il colesterolo di LDL e di aumentare il colesterolo HDL.

Il miglior indicatore di essere sovrappeso o obesi è l'indice di massa corporea (BMI) che misura il peso in relazione alla altezza. La gamma sana è un BMI tra 18,5 e 24,9 e nulla superiore a 25 è in sovrappeso o obesi.

- L'assunzione di alcol dovrebbe essere limitata ai livelli consigliati al giorno. Consumo eccessivo di alcol aumenta i livelli del trigliceride, un tipo di grasso trovato nel sangue e genererà anche livelli di pressione sanguigna.

Fico: Regolare l'assunzione di alcool

L'alcool contiene anche un'eccessiva quantità di calorie che conducono all'aumento di peso e predispone la gente ad alta pressione sanguigna.

La soglia è che gli uomini non dovrebbero avere più di due bevande alcoliche al giorno, considerando che le donne non dovrebbero avere più di una bevanda che contiene alcol al giorno. Un drink rappresenta 12 once di birra o 5 once di vino.

Capitolo 3

Consigli di cucina a basso contenuto di sodio

Con l'American Diabetes Association che indica che la persona media sta consumando un equivalente di 3.400 mg di sodio al giorno contro un raccomandato 2300 mg al giorno, è importante che persone ridurre il consumo di sodio.

Consumo basso contenuto di sodio può essere raggiunto diminuendo la quantità di sodio nella dieta. Diete a basso contenuto di sodio sono particolarmente importanti per le persone con alta pressione sanguigna e altre malattie di cuore. Diminuendo la quantità di sodio nella loro dieta, i pazienti ipertesi saranno effettivamente una riduzione loro rischio di ictus o attacchi di cuore.

La principale fonte di sodio nella dieta è l'alimenti trasformati, nonché cibi preparati nei ristoranti e altri punti di ristoro. Una grossa fetta di alimenti contengono molte fonti nascoste di calcio che rende difficile per le persone a fare scelte sane. I seguenti suggerimenti si rivelerà utili nel tentativo di ridurre la quantità di sodio negli alimenti.

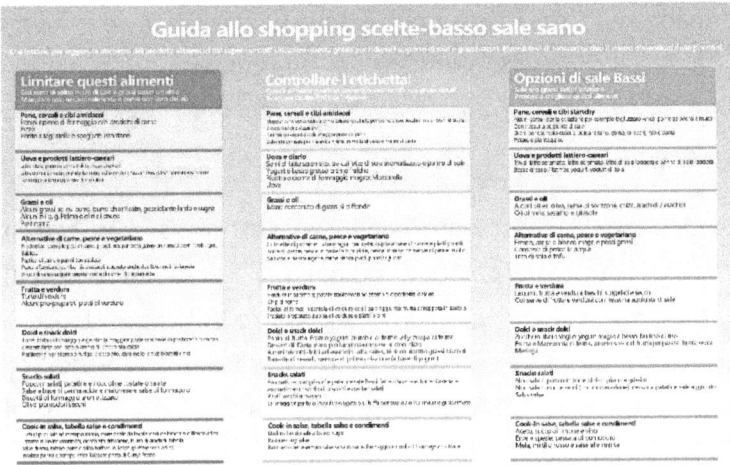

Fico: Basso sale Guida alla cottura degli ingredienti

Utilizzare cibi freschi invece di alimenti trasformati. È necessario includere alimenti freschi come non salati noci e semi, fagioli secchi, frutta e verdura nella vostra dieta per sostituire l'utilizzo di alimenti trasformati.

Altri alimenti che possono essere inclusi nella loro dieta sono cereali integrali come il riso integrale, avena, riso selvatico, bulgur, quinoa e grano intero orzo che non sono stati preparati con il sale.

Questi tentativi saranno certamente di aiuto per ridurre l'assunzione di sodio e aumentare la qualità complessiva dei nutrienti dei piatti cucinati. I pasti al ristorante e alimenti trasformati dovrebbero essere gradualmente eliminati dalla dieta.

Cook più a casa per garantire che si sta preparando un pasto sano. Mangiare fuori è la principale causa di caricamento con come poco come lo standard take away pack di un cheeseburger, una piccola porzione di patatine fritte e dieta soda caricamento fino a 950 mg di sodio sodio.

Da cucinare a casa, hai maggiore controllo su ciò che si prepara come un pasto e mangiare. Si comincia con il mantenimento, la dispensa, il frigorifero e il congelatore è fornito con opzioni di basso-sodio che saranno di aiuto per preparare i pasti e anche preparare pasti veloci quando il tempo è limitato.

Assicurarsi di conoscere i cibi che contengono il più alto contenuto di sodio. Essa vi aiuterà a garantire che essi sono evitati interamente o sono limitati nel loro uso per preparare i pasti.

I cibi da evitare sono i cibi in scatola, mix di riso, condimenti, snack salati per esempio salatini, alimenti marinati, pasta, pasti congelati/preparato, formaggio e salumi che contiene quantità molto elevate di sodio.

Per il cibo confezionato, controllare le etichette per il contenuto di sodio. Che cosa guardare fuori per? Controllare l'etichetta per la quantità di sodio dichiarato sull'etichetta. Gli alimenti gratis di sodio contengono meno di 5mg di sodio per porzione. Verifica per gli ingredienti come bicarbonato di sodio, preparati per brodi, minestre e condimenti (ad es. senape, ketchup e salsa barbecue), lievito in polvere, inteneritori della carne, glutammato monosodico (MSG), medicazioni, benzoato di sodio, salsa di soia e sali stagionati tutto ad alto contenuto di sale.

Questi alimenti devono essere utilizzati in piccole quantità, se devono essere utilizzati. Per inciso, la maggior parte di questi alimenti è a bassa contenuto di nutrienti e dovrebbe essere evitata.

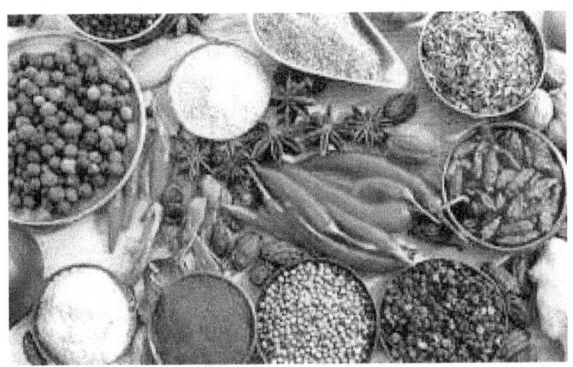

Fico: Condimento alternativo che può essere utilizzato al posto del sale

Imparare a sapore o condire il cibo con spezie diverse da sale. Non molte persone sanno che si possa insaporire il cibo senza sale. Ci sono in realtà molte opzioni disponibili attraverso il quale insaporire il cibo a casa.

È possibile provare le opzioni come il basilico utilizzato su carni magre e verdure per esempio pollo e pesce, polvere di peperoncino rosso è buona per stufati, secchi di timo che è buono anche per carni e cumino. Altre opzioni di ottimo condimento sono secco e fresco di rosmarino, aglio, origano essiccato, cannella, cipolle, prezzemolo, menta fresca, zenzero e pepe rosso schiacciato.

Shun indicazioni fornite nelle ricette per adattare la rendono un piatto che è a basso contenuto di sodio. Pertanto, se la ricetta richiede un pizzico di sale, sostituirla con un'erba di scelta.

Ridurre l'assunzione di sodio utilizzando piccole quantità di sale negli alimenti e rimuovendo anche la saliera dalla tavola. Sale contribuisce a circa il dieci per cento dell'assunzione totale di sodio. Il sale è un gusto acquisito che può essere gradualmente ridotta a livelli sani. Una riduzione del 25 per cento nella quantità di sale utilizzato nella preparazione di un pasto spesso passerà inosservata.

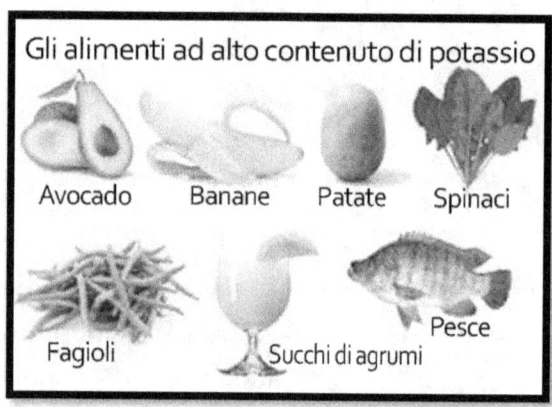

Figura: Esempi di potassio cibi e verdure

Mangiare una quantità elevata di frutta e verdura, poiché essi sono ricchi di potassio che aiuta per smorzare l'impatto del sodio in persone che predispone a problemi di cuore tale pressione alta. I frutti ricchi di potassio e la verdura sono banane, albicocche secche, fagioli, meloni, arance, patate e pomodori.

In conclusione, il sodio è una sostanza nutriente essenziale richiesta dall'organismo per numerose funzioni, ma forse il più importante è mantenere l'equilibrio di acqua nelle cellule del corpo. Il fabbisogno giornaliero di 500 milligrammi di sodio dovrebbe sempre essere soddisfatte ma assunzione giornaliera non deve mai superare i 2300mg.

Troppo sodio è un problema facile da risolvere più troppo poco sodio nel corpo. Di conseguenza, tutti i tentativi occorre accertarsi che il livello di sodio dietetico giornaliero raccomandato sia soddisfatta.

Capitolo 4

Pianificazione dei pasti

Pianificazione per le persone con pressione sanguigna alta del pasto può sembrare un compito arduo. Ma senza dubbio, è una misura che prolungare e preservare la qualità della vita di risparmio di salute.

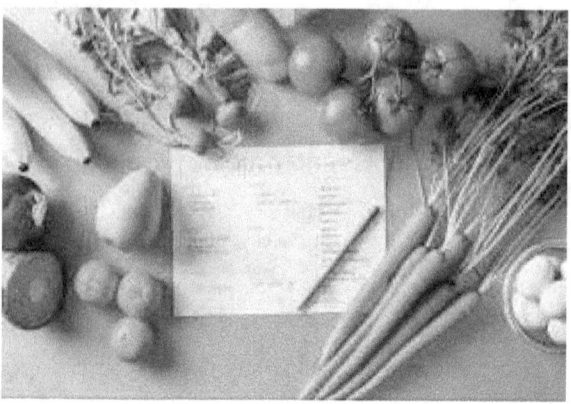

Fico: Meticolosamente pianificare i pasti

Una buona strategia da adottare durante la preparazione di pasti che sono sia nutrizionalmente sano e basso livello di sodio è quello del modello della piastra. Creando la piastra consente di scegliere i tipi di cibo che si desidera e al lato che permette di avere le dimensioni delle porzioni raccomandate.

Modello della piastra è più adatto per i pazienti di ipertensione arteriosa nei loro sforzi per abbassare l'apporto di sodio e per mantenere il peso corporeo sano. Essa è caratterizzata da una grande quantità di verdure non amidacee che sono ricchi di nutrienti come il potassio che contrastare gli effetti del sodio da altri tipi di cibo. Il piatto di mezzo sarà riempito di verdure non amidacee come verdi, pomodori e carote. Erbe e spezie sarà aggiunto per sapore supplementare al posto del sale. Tutto il cibo deve essere preparato con metodi di cottura sani come arrostire, grigliare, cuocere a vapore, o sautéing.

Alta pressione sanguigna

Il seguente piano composto da sette passaggi verrà impostato sul percorso di dieta povera di sodio sano.

i. con l'uso della piastra cena standard, inserire una riga nel mezzo della piastra. Su una metà del piatto, dividere in due per finire con un totale di tre parti sulla piastra.

II. riempire il più grande settore/sezione con verdure non amidacee optando per prodotti freschi.

III. In una delle due piccole sezioni, mettere cereali e alimenti ricchi di amido che hanno bassi livelli di sodio.

IV. nella seconda sezione piccola, aggiungere il tuo proteine sane optando per carni magre come pollo e pesce.

v. aggiungere una porzione di frutta al piano di pasto.

vi. scegliere grassi sani in piccole quantità sia per la cottura e nelle vostre insalate.

VII. per completare il pasto, aggiungere una bevanda ipocalorica come acqua, tè non zuccherato o caffè.

Quando si pianificano i pasti, tenete sempre a mente che praticamente qualsiasi ricetta può facilmente essere trasformato in una ricetta a basso contenuto di sodio. La prima fase di pianificazione è quello di conoscere e inizio eliminando gli alimenti che contengono livelli estremamente elevati di sodio trasformati. Questi alimenti contengono alti livelli di sodio che viene utilizzato come conservante.

- Acquistare frutta fresca e verdure invece di andare per le verdure in scatola.

- Comprare fresche di pollame, pesce e carne invece di varietà trasformati o affumicato

- Cuoco riso integrale anziché i tipi istantanei o aromatizzati o pre-elaborati.

- Cucinare patate intere al forno invece di patate istantanee o aromatizzati.

- Sciacquare cibi come il tonno di togliere il fluido di sodio ad alta in cui sono conservati in scatola.

Un'altra fase di pianificazione è quello di trovare alternativa al sale comune utilizzato per aggiungere sapore al cibo. Trovare un buon sostituto del sale degustazione che non contiene sodio o cloruro di potassio, che trasporta un gusto metallico. Utilizzare condimenti freschi ad es. prezzemolo, pomodori, menta, rosmarino, poiché condimenti perdono il loro sapore o ottenere ottenere un cambiamento di sapore, quando iniziano a invecchiare. Cercherà di ottenere il massimo sapore naturale dal condimento scelto.

Capitolo 5

Colazione

Colazione a basso contenuto di sodio dovrebbe essere il modo per iniziare la giornata per i pazienti con pressione sanguigna alta. Le diete sono anche il modo migliore per iniziare la giornata per gli adulti di mezza età come pure gli anziani che capita di essere ad alto rischio di ipertensione e altre malattie di cuore.

L'idea generale è di limitare l'inserimento di carni trasformate, burro e piatti di uovo salato che contengono una quantità elevata di sodio. Sottili cambiamenti alla preparazione della colazione saranno più sano e che contengono basse quantità di sodio.

Scegliere le varietà a basso contenuto di sodio di carne o rendere la vostra colazione carne. La carne trasformati come salsiccia e pancetta contengono quantità estremamente elevate di sodio.

Evitare i prodotti di pane e cereali venduti dallo scaffale poiché contengono conservanti sodio basato. Invece di utilizzare farina d'avena casalinghi, nonché a rendere il tuo dolci fatti in casa e prodotti da forno senza aggiunta di sale come un elemento per la colazione.

Scegliere di burro non salato, monoinsaturi o polinsaturi dall'uso di oli per preparare una colazione povera di sodio. Per prodotti lattiero-caseari, utilizzare latte magro e yogurt magro e formaggio a basso contenuto di sodio. Le uova dovrebbero essere preparate senza l'aggiunta di sale preferendo usare erbe e spezie come aglio e cipolla.

Infine, aggiungere frutta fresca e verdure fresche che sono a basse contenuto di sodio per la prima colazione. Sono fette di frutta e verdure come spinaci frullati, omelette e pancake per arricchire la vostra colazione.

Esempi delle ricette buona colazione sono:

Farina d'avena di nonno Hubbard

Ingredienti

- 3/4 tazze di acqua

- 1/4 tazza di zucchero di canna

- 2 tazze laminati avena

- 4 cucchiaini di burro

- 1 pizzico di sale

- 4 cucchiai di latte

- 1/4 tazza di zucchero di canna

- 1 tazza non scrematrice della latteria

Indicazioni stradali

1. in una casseruola media, riscaldare l'acqua ad ebollizione. Ridurre il calore al minimo; mescolare in sale e avena. Cuocere fino a quando avena hanno ispessito, circa 5 minuti.

2. Place 1 cucchiaino di burro e 1 cucchiaio di zucchero di canna nella parte inferiore di ciascuna quattro serve ciotole. Cucchiaio farina d'avena in ciascuna ciotola e mescolare fino a quando il burro e lo zucchero si fondono. Versare 1/4 di tazza di panna e 1 cucchiaio di latte sopra ogni ciotola. Parte superiore di ogni servizio con un altro cucchiaio di zucchero di canna. Servire caldo.

Tempo totale impiegato per preparare è 30 minuti

Popover

Ingredienti

- 2 cucchiai di burro non salato, refrigerati

- 1 tazza di farina

- 3 uova

- 1/4 cucchiaino di sale

- 1 cucchiaio di burro fuso

- 1 tazza di latte

Indicazioni stradali

1. Preriscaldate il forno a 220 gradi.

2. Spruzzare una padella popover con spruzzo di cottura antiaderente. Mettere la pentola sul ripiano di centro del forno e preriscaldare per 2 minuti.

3. miscela farina, sale, uova, latte e burro fuso fino a quando sembra di panna, 1-2 minuti circa.

4. tagliare il burro freddo in 6 pezzi anche. Posto 1 pezzo di burro in ogni teglia tazza e posto in forno fino a quando il burro è frizzante (circa 1 minuto).

5. riempire ogni tazza mezzo pieno con pastella e cuocere 20 minuti. Ridurre il calore a 325 gradi di F (165 gradi di C) e cuocere per altri 15-20 minuti.

Tempo totale impiegato per preparare è 2 ore.

Chapter 6

Lunch and Dinner

Capitolo 6

Pranzo e cena

Lo stesso principio di ridurre i livelli di assunzione di sodio che si applica per la prima colazione si applica anche per il pranzo e la cena. Le scelte di cibo dovrebbero bypassare gli alimenti trasformati che hanno elevate quantità di sodio.

Ecco alcuni esempi di ricette a basso contenuto di sodio che saranno di grande beneficio i pazienti con pressione sanguigna alta.

Buddy di hamburger

Servito con insalata verde, il compagno di hamburger può fare un buon pasto per il pranzo o la cena.

Ingredienti (per 6 persone)

- 3 spicchi d'aglio, schiacciato e sbucciato

- 1 cucchiaio di prezzemolo fresco o erba cipollina per guarnire

- 2 carote medie, tagliate a pezzetti 2 pollici

- 1 libbra 90%-magra macinata

- 10 once bianco funghi, quei grandi tagliati a metà

- 1 cipolla grande, tagliata a pezzetti 2 pollici

- 8 once integrale gomito tagliatelle, (2 tazze)

- 2 cucchiaini secchi di timo

- 3/4 cucchiaino di sale

- 2 cucchiai di farina

- 1/4 cucchiaino pepe macinato

- 1 14 once può brodo di manzo di sodio ridotto, diviso

- 2 tazze di acqua

- 2 cucchiai di salsa Worcestershire

- 1/2 tazza ridotto contenuto di grassi panna acida

Preparazione

Tempo di preparazione totale = 1 ora e 20 minuti

i   usando un robot da cucina dotato di un attacco di lama in acciaio, tritare finemente aglio prima di aggiungere le carote e funghi fino a quando essi sono finemente tritati. Le cipolle e l'impulso quindi sono tagliati grossolanamente.

II manzo cuoco in una grande padella fianchi o olandese forno a fuoco medio-alto, rottura in su con un cucchiaio di legno. Mescolare il trito di verdure, timo, sale e pepe e cuocere fino a quando le verdure cominciano ad ammorbidire e i funghi rilasciare loro succhi di frutta.

III   continuando a mescolare, aggiungere acqua, 1 1/2 tazze di brodo, tagliatelle e salsa Worcestershire; portare ad ebollizione. Coprire la padella; ridurre il calore a medio e cuocere, mescolando di tanto in tanto fino a quando la pasta è tenera. Ci vorranno 8-10 minuti.

IV   sbattere la farina con il restante 1/4 tazza di brodo in una piccola ciotola e aggiungerlo al composto di hamburger continuando a mescolare. Mescolare la panna acida e lasciate cuocere finché la salsa si sarà addensata. Servite cospargendo con il prezzemolo.

Pollo & zuppa di spinaci con Pesto fresco

Si avvale di un petto di pollo disossato e senza pelle così come spinaci e fagioli in scatola.

Ingredienti per 5 persone

- 1 grande disossate, senza pelle petto di pollo tagliati in quarti

- 5 tazze brodo di pollo di ridotto contenuto di sodio

- 2 cucchiaini con 1 cucchiaio di olio extravergine di oliva

- 1/2 tazza di carote o peperone rosso tagliato a dadini

- 1 grande spicchio di aglio tritato

- 1 15 once lattina di fagioli cannellini o grandi nord fagioli, sciacquati

- 1 1/2 cucchiaino essiccato maggiorana

- 6 once baby spinaci, tritati grossolanamente

- Pepe q.b.

- 1/4 di tazza di parmigiano grattugiato

- 1/3 di tazza leggermente pranzo foglie di basilico fresco

Preparazione

Tempo di preparazione totale = 1 ora

i. 2 cucchiaini di olio di calore in una grande casseruola o olandese forno a calore medio-alto. Aggiungere la carota/peperoni e pollo; cuocere, mescolando spesso e girando il pollo, fino a quando esso comincia a dorare.

II. aggiungere aglio mentre mescolare e cuocere per 1 minuto. Successivamente, aggiungete brodo e maggiorana e portarlo ad ebollizione a fuoco alto.

Abbassate la fiamma e fate sobbollire per circa 5 minuti, mescolando di tanto in tanto fino a quando il pollo è cotto.

III. con una schiumarola, togliere i pezzi di pollo e lasciarli raffreddare su un tagliere pulito. Aggiungere gli spinaci e fagioli nella pentola e portare a lenta ebollizione. Cuocere per 5 minuti mescolare i sapori.

IV. unire il restante 1 cucchiaio di olio, parmigiano e basilico in un robot da cucina e processo, aggiungendo un po' acqua e raschiando giù i lati come necessario sino ad ottenere una pasta grossolana.

v. tagliare il pollo a bocconcini. Mescolare il pollo e pesto nel piatto. Condire con pepe e fate cuocere fino a che caldo.

Capitolo 7

Dessert

Le seguenti ricette creerà buoni i dolci che sono più adatti per i pazienti ipertesi.

Burro di arachidi & Pretzel tartufi

Alta pressione sanguigna

I tartufi di burro di arachidi-pretzel sono semplicemente la scelta migliore per saziare la voglia di sapori dolci e salati.

Ingredienti per 20 porzioni

- 1/2 tazza un burro di arachidi naturale croccante

- 1/2 tazza di scaglie di cioccolato al latte

- 1/4 tazza tritate finemente salati salatini

Preparazione

Tempo di preparazione totale = 2 ore e 15 minuti

i.   mescolare il burro di arachidi e salatini in una piccola ciotola. Poi, raffreddare per 15 minuti in freezer per renderlo costante.

II.   Stendere la miscela di burro di arachidi in 20 palline (circa 1 cucchiaino ogni). Posto su una teglia foderata con carta oleata e congelare fino a molto costante per circa 1 ora.

III.   prendere le palline congelate e rotolarli nel cioccolato fuso. Conservare in frigorifero fino a quando il cioccolato è impostato, circa 30 minuti.

Kale Chips

Ingredienti per 4 persone

- 1 mazzetto cavolo nero, duri gambi rimosso e foglie strappati in pezzi.

- 1 cucchiaio di olio extra-vergine di oliva

- 1/4 cucchiaino di sale

Preparazione

Tempo di preparazione totale = 50 minuti

i.   posizione rack nel terzo superiore e centro del forno e preriscaldare il forno a 400° F.

II.   In una grande ciotola, cospargete il cavolo con olio e cospargere con il sale. Usando le mani, massaggio l'olio e il sale sulle foglie di cavolo per rivestire in modo uniforme. Riempire grandi teglie bordati con uno strato di cavolo, assicurandosi che le foglie non si sovrappongano.

III.   cuocere fino a quando la maggior parte delle foglie sono croccanti, 8 a 12 minuti in totale.

Capitolo 8

40 super cibi che naturalmente si abbassano la pressione sanguigna

Alta pressione sanguigna può essere affrontata attraverso una serie di metodi che includono rilassante, esercizio fisico regolare, sonno più, assunzione di farmaci ogni giorno e cambiando le abitudini alimentari.

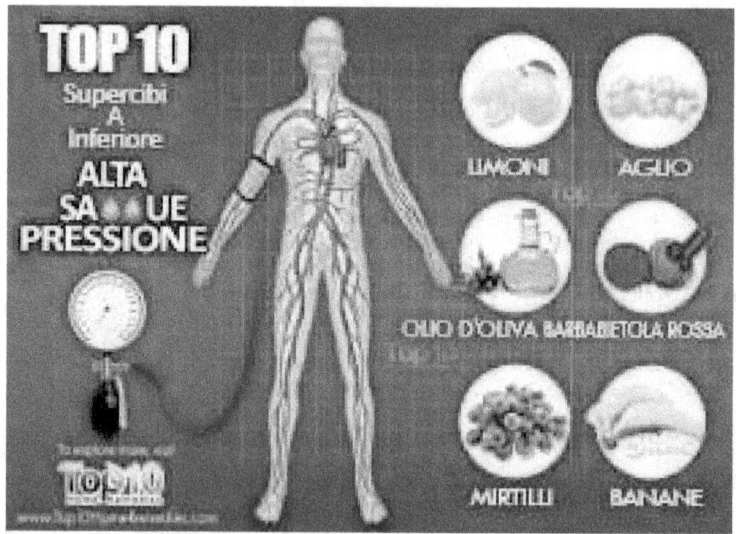

Fico: Alcuni dei supercibi per aiutare a gestire la pressione arteriosa alta

Alterare le abitudini alimentari è forse il più difficile di tutti. Tuttavia, deve essere fatto per migliorare la salute cardiovascolare e per aumentare la durata. Ci sono numerosi alimenti che possono aiutare ad per abbassare la pressione sanguigna naturalmente.

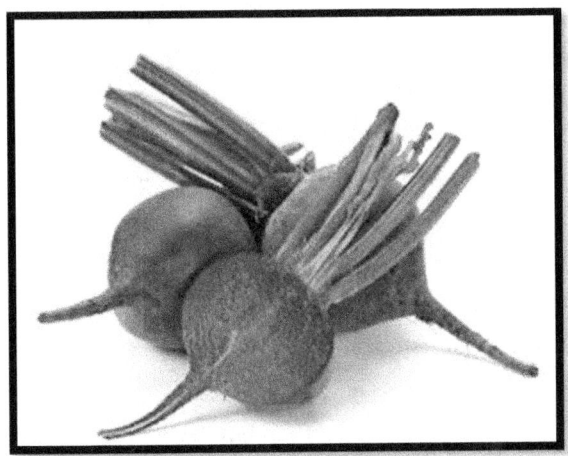

1.

barbabietola contiene nitrati e nitriti che possono essere convertiti in ossido nitrico nel corpo. Ossido nitrico segnala le cellule nelle pareti delle arterie per rilassarsi e ammorbidire. L'effetto è che migliora la vasodilatazione e abbassa la pressione sanguigna.

2. lo yogurt è una buona fonte di nutrienti come potassio, magnesio e calcio che consentono di mantenere la pressione sanguigna sotto controllo.

3. l'aglio contiene allicin, un composto che riduce significativamente la pressione sanguigna elevata di zolfo. Uno studio ha indicato che l'aglio è efficace quanto i farmaci prescritti dopo 24 settimane.

4. pesce olio contiene acidi grassi omega-3 che sono estremamente benefici per la salute del sistema cardiovascolare umano. I grassi omega 3 sono stati trovati per efficace visto solo in persone con ipertensione esistente.

5. anacardi e mandorle sono ricche magnesio proteggerà contro la pressione del sangue e delle complicanze associate.

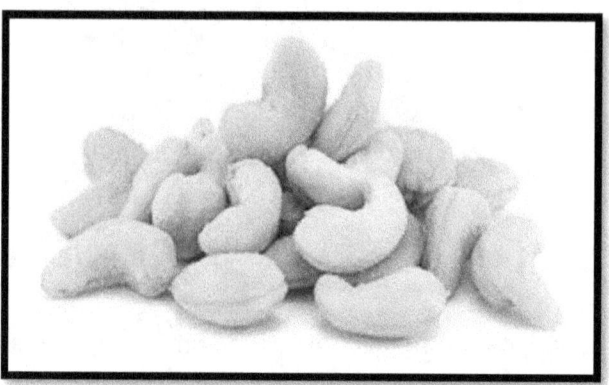

Fico: anacardi

Numerosi studi hanno dimostrato che sostituendo la mancanza di magnesio notevolmente riduce la pressione arteriosa alta.

6. kale è ancora un altro superfood e viene caricato con vitamine, minerali, antiossidanti e altri composti noti per aiutare a prevenire la malattia. Kale è particolarmente ricca di magnesio e di potassio, di una combinazione che fortemente legata per abbassare i livelli di pressione sanguigna nell'alta pressione sanguigna.

7. Stevia, un dolcificante naturale contiene lo stevioside composto attivo che è stato trovato per fare diminuire la pressione sanguigna sistolica da 8,1 per

cento e la pressione sanguigna diastolica da 13,8 per cento dopo tre mesi in studio i partecipanti che hanno avuti ipertensione.

8. curcuma contiene un principio attivo chiamato curcumina che ha potenti effetti anti-infiammatori nel corpo.

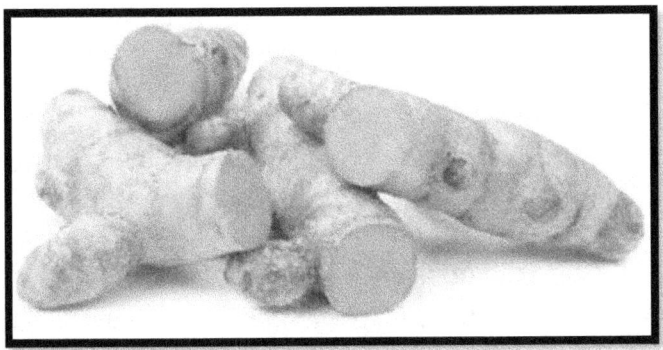

Fico: Curcuma contiene la curcumina che protegge contro la pressione alta

La curcumina è stata trovata per migliorare con successo i livelli di flusso di sangue simile a persone che si allenano tre volte a settimana. I benefici di curcumina sul flusso sanguigno e la pressione sanguigna sono correlati all'ossido nitrico simile a quello che abbiamo notato con barbabietola rossa.

9. il tè verde è pieno di antiossidanti e composti potenti. Uno di questi composti è catechina che migliora il flusso sanguigno e la pressione sanguigna. Che consumano due tazze di tè verde ogni giorno

porterà ad un aumento del 40% di diametro arterioso ridurre efficacemente la pressione sanguigna.

10. pomodori hanno dimostrati attraverso la ricerca di aiuto con problemi di pressione sanguigna. È meglio mangiare pomodori vicino a crudo, senza molta elaborazione o cottura per ottenere il meglio da loro.

11. caffè verde mantiene acido clorogenico, che ha una durata breve beneficio nel favorire il flusso sanguigno. Uno studio dimostra che il caffè verde riduce la frequenza cardiaca e pressione sanguigna di circa l'8% e questo viene mantenuto solo per 12 settimane.

12. spinaci sono un altro ortaggio che è ricco di sostanze nutritive e antiossidanti che aiutano l'organismo a riparare i danni causati dallo stress.

13. olio extravergine d'oliva è forse l'olio più sana del mondo. È ricco di grassi monoinsaturi cuore-friendly e antiossidanti fenolici.

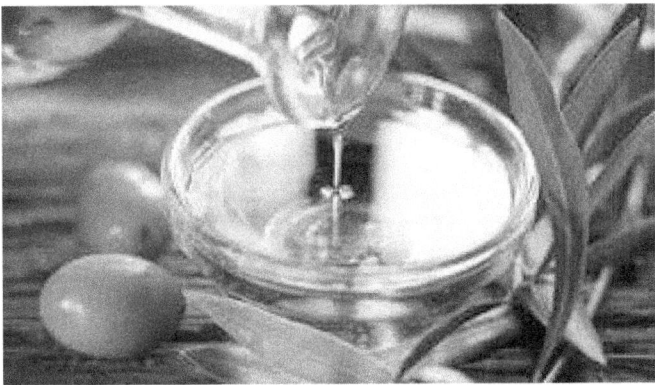

Fico: olio di oliva protegge contro le malattie di cuore

L'olio riduce gli attacchi di cuore, ictus e morte di una sconcertante il 30 per cento. Olio di oliva potrebbe tagliare quindi la necessità di farmaci di pressione sanguigna.

14. hibiscus tè noto anche come roselle o agrodolce tè contiene antociani e ha dimostrato di ridurre la pressione arteriosa alta. Uno studio ha rivelato che consumando una grande tazza di tè di ibisco prima colazione ogni giorno per 4 settimane è associata con le riduzioni dell'11% nella riduzione della pressione sistolica e 12,5 per cento nella pressione sanguigna diastolica.

15. uvetta è un fantastico snack tra i pasti. Uva passa hanno un'elevata quantità di potassio che è buono per il cuore. Per usufruire dei vantaggi di salute massima da potassio, mangiare l'uvetta grezzo e naturale, senza zuccheri aggiunti.

16. Melograni sono una buona fonte di nitrati rilassante dell'arteria può abbassare la pressione sanguigna e migliorare altri indicatori di salute del cuore.

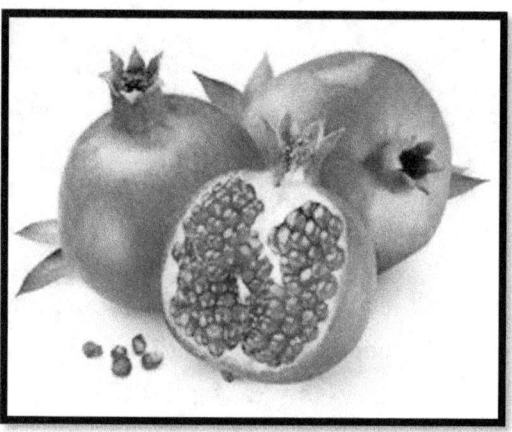

Fig: Pomegranates help to relax the arteries

Relaxed arteries are soft and elastic therefore they do not cause resistance to blood flow. Taking pomegranate juice daily for 2 weeks can markedly lower both systolic and diastolic blood pressure.

17. Potatoes and sweet potatoes are rich in potassium which works in tandem with sodium to regulate the electrical activity of the heart. Studies carried out indicate that increased potassium intake significantly reduces high blood pressure except for those with chronic kidney disease.

18. Mushrooms contain an active ingredient called ergothioneine, a powerful antioxidant that helps to protect arterial cells from oxidative damage.

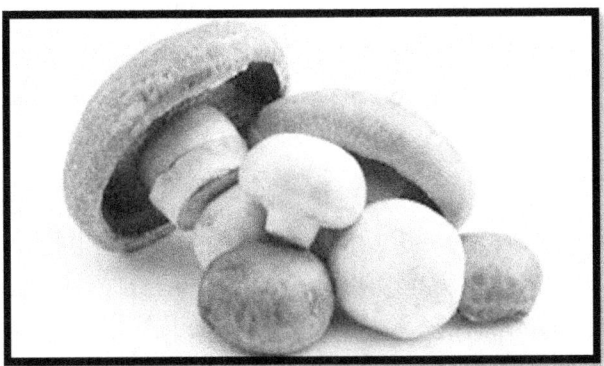

Fig: Mushrooms contain ergothioneine that prevents high blood pressure

Ergothioneine appears to protect and preserve nitric oxide which is fundamental to healthy blood flow and pressure.

19. Dark chocolate contain flavanols that help to inhibit angiotensin converting enzyme (ACE) thereby lowering blood pressure. The really dark chocolates (with up to 85 percent cocoa) contain 25 to 40 grams of flavanols.

20. Fermented foods contain a not so common vitamin called menaquinone or vitamin K2 that improves vascular health. The foods with the highest amount of vitamin K2 are animal products such as dairy products, meat and egg yolks as well as fermented foods such as sauerkraut, natto and miso. Vitamin

K2 inhibits the progression of arterial stiffness which in turn preserves cardiovascular health.

21. The fermented foods also provide gut bacteria with probiotics. Healthy gut bacteria have been linked to lower blood pressure through kidney regulation.

22. Herring, salmon and other fatty fish species are good for the heart since they are good sources of coenzyme Q10 (CoQ10) also referred to as ubiquinone. Ubiquinone is an antioxidant and is good for cells that are involved with blood flow hence leading to healthy blood pressure levels. These types of fish are also good sources of omega 3 fats and potassium which are good for the heart.

23. Spirulina is blue - green type of algae that grows in both fresh and salt water has been shown to lower blood pressure.

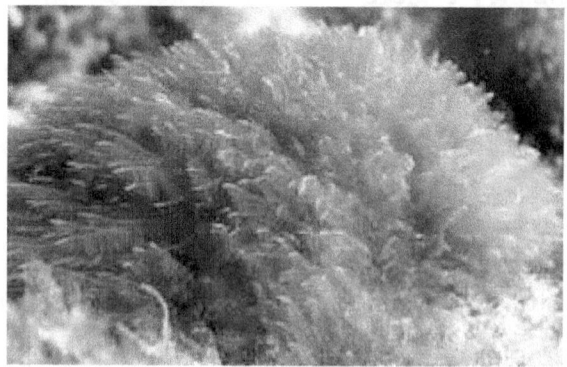

Alta pressione sanguigna

Fig: Spirulina is a superfood and is known to protect against heart disease

Fico: Spirulina è un superfood ed è conosciuto per proteggere contro la malattia cardiaca

Spirulina contiene alti livelli di segnalazione molecola ossido nitrico che aiuta a migliorare la salute cardiovascolare e prevenire la pressione alta. Spirulina può così essere usato da persone con pressione sanguigna alta per abbassare la pressione sanguigna.

24. le mele contengono alti livelli di proantocianidine oligomeriche (OPCs) che sono in grado di aiutare la circolazione sanguigna sana, per aumentare la salute delle vene e ridurre i livelli di pressione sanguigna. Un buon esempio del OPCs è quercetina che abbassa la pressione sanguigna.

25. le cipolle sono anche buone fonti di proantocianidine oligomeriche, che possono aiutare i pazienti ipertesi per abbassare la pressione sanguigna. Le cipolle possono essere combinate con altri alimenti come aglio e olio d'oliva che sono anche cuore sano e sostegno la circolazione del sangue sano.

26. le prugne sono buon cibo naturale per mantenere i livelli sani di pressione sanguigna. Le prugne sono conosciute per ridurre i livelli di colesterolo cattivo efficacemente abbassando la pressione sanguigna.

27. il Natto è un prodotto di soia fermentati che appare come il formaggio. La soia è prima bollita e poi fatto fermentare con Bacillus subtilis natto e può essere servita con alimenti come cavolo e insalate. Nattokinase il principio attivo in natto è un rimedio naturale per la pressione alta. Tuttavia, le persone che sono state messe su Coumadin, un sangue assottigliamento farmaco non dovrebbero consumare natto.

28. seme di lino può essere schiacciato e consumati con cereali da prima colazione per mantenere i livelli sani di pressione sanguigna.

Fig.: Semi di lino è molto utile nella gestione di pressione sanguigna

Seme di lino contiene due tipi di acidi grassi essenziali cioè grassi omega-6 e acido alfa linolenico, il precursore di grassi omega-3.

29. avocado contengono i grassi monoinsaturi sano come i grassi omega-3 che stimolano la produzione di ossido nitrico. Ossido nitrico mantiene le arterie correttamente dilatate e contrasta l'effetto di vasoconstricting di stress che possono causare ipertensione arteriosa.

30. le patate contengono un composto conosciuto come kukoamine che potenzialmente può abbassare la pressione sanguigna.

31. wakame, un tipo di alga popolare in Giappone è buono per la salute del cuore.

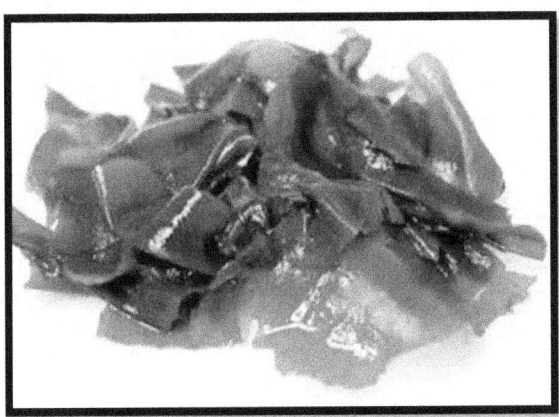

Fico: Wakame è comune in Giappone ed è utile per le persone con ipertensione

È stato indicato che prendendo circa 3 grammi di wakame secca per un periodo di quattro settimane ha contribuito a ridurre la pressione sanguigna sistolica di fino a 14 punti e pressione sanguigna diastolica di fino a 5 punti.

32. Ecklonia cava, un'alga commestibile di rosso-marrone asiatica, è stato scoperto per contenere composti vegetali naturali che aiutano a dilatare i vasi sanguigni e agire come un rimedio naturale per la pressione alta.

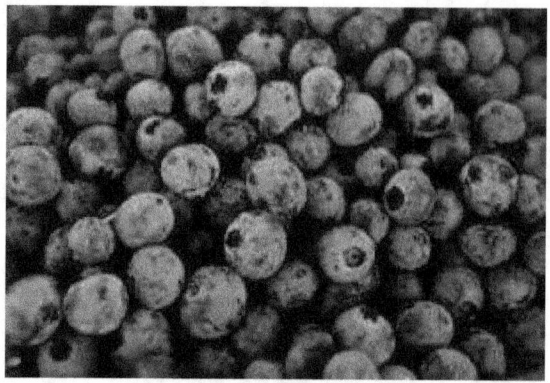

33. Blueberres hanno alti livelli di antiossidanti che aiutano davvero la salute del cuore e pressione sanguigna sana. I mirtilli possono essere una colazione buona opzione per le persone con pressione sanguigna alta.

34. fagiolini sono una buona fonte di vitamina C, fibra e potassio che sono buoni per il cuore e si abbassa la pressione sanguigna.

35. le carote sono una buona fonte di antiossidanti e potassio che sono i due maggiori sostenitori dei livelli di pressione sanguigna normale.

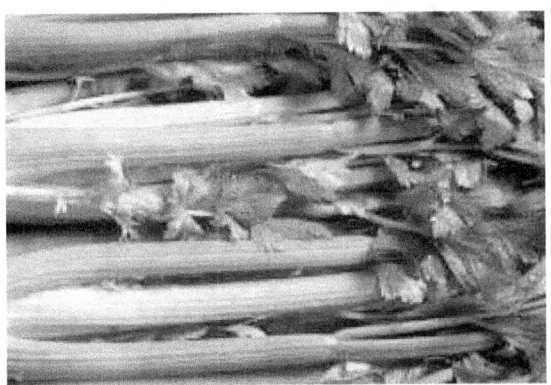

36. sedano contiene l'apigenina che dispone di proprietà che promuovono la rilassante di vasi sanguigni e abbassamento della pressione sanguigna. Sedano in tutte le sue forme quindi agirà come un rimedio naturale per la pressione alta.

37. piselli sono una buona fonte di vitamine e acido folico, fornendo supporto cardiovascolare globale, che li rende un alimento perfetto per prevenire la pressione alta.

38. papaya è un'incredibile fonte di vitamina C, aminoacidi e potassio che contribuiscono per un cuore sano e livelli più bassi di pressione sanguigna.

39. kiwi fruits può aiutare a mantenere la pressione sanguigna di diventare un problema.

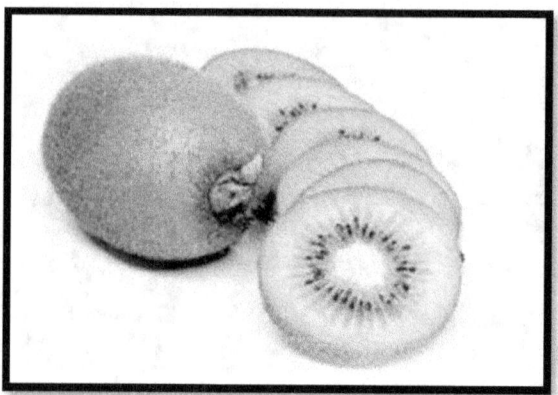

Fico: Frutta Kiwi ha numerosi vantaggi tra cui prevenire l'ipertensione

La ricerca ha dimostrato che mangiare tre Kiwi al giorno proteggerà gli individui da alta pressione sanguigna.

40. anguria è un frutto meraviglioso e contiene L-citrullina che aiuta a rilassare le arterie che portano per abbassare i livelli di pressione sanguigna.

41. patate dolci contengono glutatione, un antiossidante che può proteggere contro ipertensione, infarto e ictus.

Capitolo 9

Bonus di spremitura ricette

Facendo uso dei supercibi a fianco di altre frutta e verdura nutriente, pazienti ipertesi possono beneficiare di ricette succo naturale che abbassano la pressione sanguigna e prevenire le malattie cardiache negativi.

Di seguito sono buoni esempi di spremitura ricette che abbassano la pressione sanguigna.

Succo di mela di sedano rapa

Ingredienti

- 1 barbabietola

- 4 gambi di sedano

- Metà un pollice zenzero

- 1 piccola mela

Indicazioni stradali

i. lavare tutte le verdure.

II. mantenere la pelle su verdure e apple per quanto possibile.

III. succo e godere.

Antiossidante suprema

Ingredienti

- 1 tazza di mirtilli freschi

- 1 tazza (circa 5) fragole fresche

- 2 tazze sbucciate e tritate grossolanamente mango

- 1/4 tazza di acqua

Preparazione

i. combinare i mirtilli, fragole, mango e acqua in un frullatore.

II. Blend mentre occasionalmente raschiando giù i lati fino a che liscio.

III. filtrate il succo e, se lo si desidera, sottili con acqua supplementare.

IV. mettere in frigorifero fino a 2 giorni (agitare prima di servire).

Alba di curcuma

Ingredienti

- 2 mele medie

- 3 carote medie

- 3 grandi gambi di sedano

- 1 pollice dello zenzero

- 2 limoni (pelati)

- 2 pere medie

- 6 pollici di radice di curcuma

Preparazione

Elaborare tutti gli ingredienti in una centrifuga, agitare o mescolare e servire.

Capitolo 10

Tecniche di rilassamento

Tecniche di rilassamento sono parte dei modi naturali attraverso il quale persone possono gestire la pressione arteriosa alta. Persone possono esplorare queste tecniche per aiutarli a rilassarsi e affrontare lo stress.

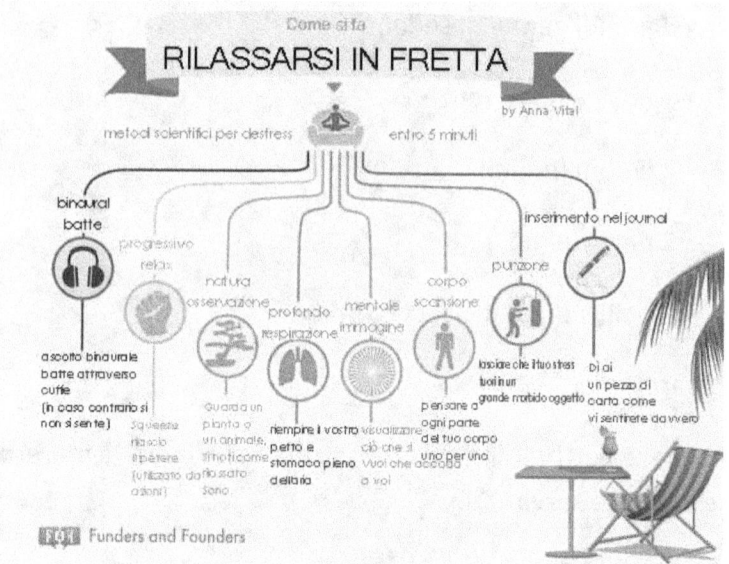

Fico: Tecniche di rilassamento che verranno aiuterà a tenere fuori lo stress e mantengono la pressione sanguigna salute

Lo stress è delle principali cause di vasocostrizione e ipertensione arteriosa. Tecniche di rilassamento di solito aiutano le persone a far fronte con lo stress quotidiano e con lo stress causato da altri problemi di salute come dolore.

Si ricorda che le tecniche di rilassamento non sono solo a godersi un hobby o la pace della mente. Rilassando, persone beneficiano di un processo che riduce gli effetti dello sforzo sulla mente e sul corpo.

Tecniche di rilassamento sono gratuiti o a basso costo e possono essere fatto appena circa dovunque. Imparare le tecniche di rilassamento di base è abbastanza semplice. Le tecniche non sono associate a dei rischi.

Abbiamo uno sguardo alle tecniche di rilassamento che possono essere di grande beneficio per le persone con pressione sanguigna alta.

- Rilassamento autogeno fa uso di entrambi immaginazione visiva e consapevolezza per ridurre lo stress del corpo. Autogeno in questo caso significa che è qualcosa che viene da dentro di te.

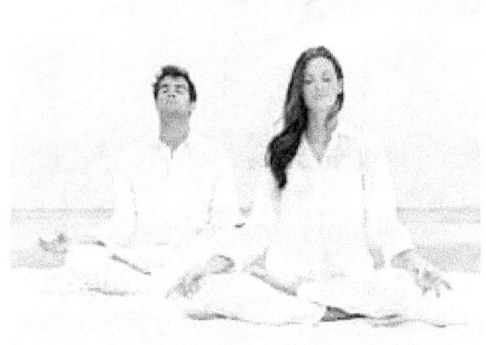

Fico: Esercizi di respirazione autogeno

Un'illustrazione di come funziona la tecnica è immaginare un ambiente tranquillo e bello e poi concentrandosi sulla controllata, relax respirazione. È possibile ripetere parole o suggerimenti hanno realizzato nella vostra mente a rilassarsi e ridurre la tensione muscolare. Gli effetti sono che rallenta la frequenza cardiaca e si sentono diverse sensazioni fisiche, come la rilassante ogni braccio o una gamba uno per uno.

- Visualizzazione comporta la formazione di immagini mentali che vi introdurrà in un posto tranquillo, rilassante o situazione.

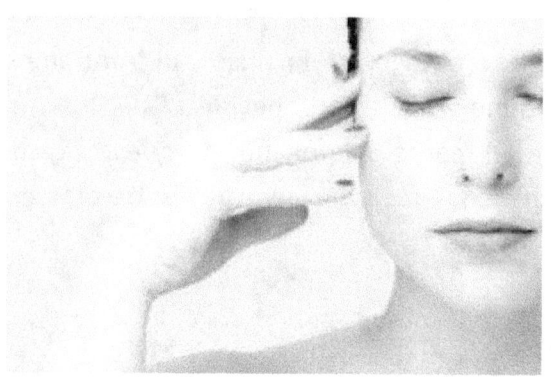

Fico: Tecniche di visualizzazione portano la pace della mente

È consigliabile che durante la visualizzazione, si dovrebbe cercare di utilizzare come molti sensi come è possibile, compresi i sensi dell'olfatto, suono, vista e toccare. Ad esempio, quando si immagina rilassante in riva al mare, pensa l'odore di acqua salata dell'oceano, il suono di rompere le onde e il calore del sole sulla pelle.

- Meditazione è la pratica di messa a fuoco su un oggetto o un singolo punto di consapevolezza.

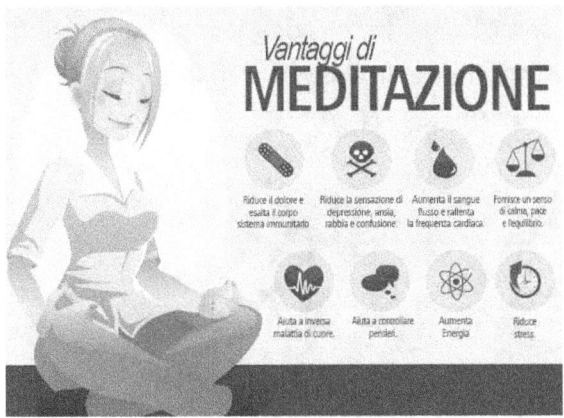

Fico: I benefici della meditazione includono il miglioramento del flusso sanguigno

La pratica regolare di meditazione può dare si calma e unicità, la quiete della mente, pace interiore, felicità e stabilità emotiva, maggiore chiarezza, una migliore concentrazione e messa a fuoco, maggiore vitalità e ringiovanimento, miglioramento della memoria e capacità di apprendimento.

Meditazione diminuisce gli effetti negativi di stress, ansia e depressione. Così facendo, meditazione porta ad una riduzione della probabilità di sperimentare qualsiasi correlate malattie del cuore.

- Yoga è una disciplina comune che permette alle persone di praticare la meditazione così come esercizio. Il tipo di yoga che si sceglie di pratica è interamente una preferenza individuale.

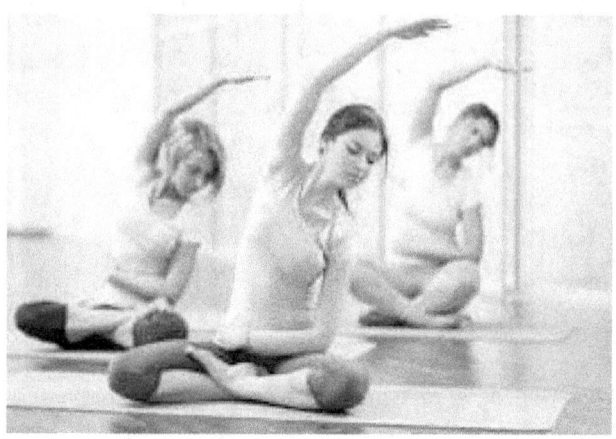

Fig.: Yoga è sia un tipo di esercizio che avvantaggia l'apparato cardiovascolare e relax

Le differenze si trovano, infatti, che alcuni ritengono le posture più a lungo, mentre gli altri si muovono attraverso le posture più veloce. Alcuni focus di stili su allineamento del corpo, gli altri differiscono per il ritmo e la selezione delle posture, la meditazione e la realizzazione spirituale. Pertanto è necessario scegliere lo stile di Yoga dipenda sulle esigenze psicologiche e fisiche individuali. Nel nostro caso, stili di yoga che si concentrano su come aiutare il gestore di alta pressione sanguigna.

Altri tipi di tecniche di rilassamento sono:

Alta pressione sanguigna

- Biofeedback

- Ipnosi

- Massaggio

- Respirazione profonda

- Tai chi

- Terapia di musica e arte

Nel complesso i vantaggi di rilassamento per alta pressione sanguigna pazienti includono:

a) abbassamento della pressione arteriosa

b) rallentando la frequenza cardiaca

c) riduzione attività degli ormoni dello stress

d) aumentando il flusso sanguigno ai muscoli principali

e) rallentando il ritmo del respiro

Mostra più libri da

ARNOLD YATES

Bodybuilding: Come facilmente costruire muscoli e mantenere permanentemente massa: 10 X i risultati e costruire il fisico che si desidera.

Dieta Atkins: Perdere peso e sentirsi grande, contiene consigli e ricette

Esercizi a corpo libero per i principianti: una guida per principianti alla formazione di peso del corpo

Conclusione

La pressione sanguigna è forse il migliore indicatore della salute cardiovascolare globale. Persone con pressione sanguigna alta sono spesso un significativamente più a rischio per la malattia renale cronica, insufficienza cardiaca, ictus e danni alle arterie che può causare l'attacco di cuore.

Gestire e prevenire la pressione alta non è un'opzione. Le due attività chiamare per capire le cause e prendere decisioni intelligenti sui fattori sotto il tuo controllo.

La misura più efficace e sostenibile per prevenire e gestire l'ipertensione è attraverso i cambiamenti di stile di vita. Tuttavia non è un compito facile rispetto a schioccare una pillola.

Forse, la cosa più importante è che si deve trovare la motivazione personale e la determinazione necessaria per vedere attraverso i cambiamenti di stile di vita necessario. Prevenire è meglio che curare.

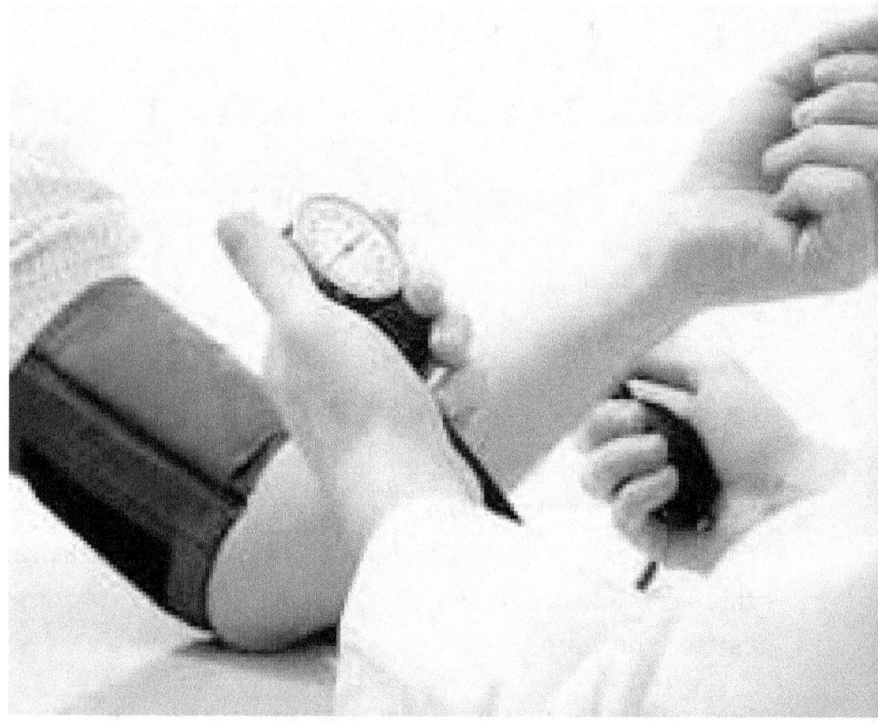

Fico: Controlli regolari di pressione sanguigna aiuterà a prevenire la pressione alta

Infine, visite regolari con il vostro medico farà in modo che la diagnosi precoce e la gestione di alta pressione sanguigna. Le visite dal medico dovrebbero avvenire anche se si sente generalmente sani. Il medico vi aiuterà a identificare i fattori di rischio nella situazione che non hanno la malattia e suggerisca i cambiamenti di lifestyle per impedire l'inizio. Ricordate che la pressione sanguigna alta è indicata anche come il killer silenzioso poiché esso può passare inosservato per molto tempo.

www.ingramcontent.com/pod-product-compliance
Lightning Source LLC
Chambersburg PA
CBHW060215290526
45789CB00003B/1275